GROSSESSE

A - Z

Dictionnaire Italien - Français

Edita Ciglenečki

ISBN-13: 978-1984141477
ISBN-10: 1984141473

L'INTRODUCTION

Pratique et facile à consulter, ce dictionnaire italien-français propose plus de 2200 termes médicaux, couvrant l'essentiel de la pratique obstétricale: parties du corps humain; les symptômes et maladies; pharmacie; établissements médicaux, procédures et soins; examens médicaux, grossesse et obstétrique.

CONTENU

GROSSESSE

A - Z

Dictionnaire Italien - Français

A digiuno	À jeun
A mezzogiorno	À midi
Abbassamento della pressione del sangue	Pression artérielle effondrée
Abilità di muoversi	Capacité de mouvement
Abitudine di mangiare le unghie (onicofagia)	Se ronger les ongles (onychophagie)
Aborto abituale	Avortement à répétition
Aborto spontaneo	Fausse couche
Abrasione (escoriazione)	Écorchure
Abulia	Aboulie
Accettazione	Réception
Accidente	Accident
Acetilcolina	Acétylcholine
Acido borico	Acide borique
Acido desossiribonucleico (DNA)	Acide désoxyribonucléique
Acido gastrico	Acide gastrique
Acido ribonucleico (ARN)	Acide ribonucléique (ARN)
Acidosi	Acidose
Acidosi metabolica	Acidose métabolique
Acne	Acné
Acne miliare	Milium (grutum, acné miliaire)
Acne volgare (acne)	Acné papulo-pustuleuse
Acqua	Eau
Acrofobia (paura dei luoghi elevati)	Acrophobie (peur des hauteurs)
Addentare	Mordre
Addome (ventre, pancia)	Abdomen
Addome acuto	Abdomen aigu
Adenoipofisi	Adénohypophyse
Adenopatia	Adénopathie
Adrenalina	Adrénaline
Aerosol	Aérosol
Afta (ulcera all'interno della cavità orale)	Aphte (ulcère de la muqueuse buccale)
Agenesia (mancanza di un organo)	Agénésie
Agenesia renale	Agénésie rénale
Agglutinine	Agglutinine
Agglutinogeno	Agglutinogène
Ago	Aiguille
Agoaspirato (biopsia mediante ago sottile)	Forage-biopsie
Agoaspirato polmonare percutaneo transtoracico	Ponction transthoracique percutanée à l'aiguille fine
Albinismo	Albinisme
Albumina	Albumine
Albuminuria	Albuminurie
Alcalosi	Alcalose
Alcalosi respiratoria	Alcalose respiratoire
Alcolismo	Alcoolisme
Alcool	Alkohol
Aldosterone	Aldostérone
Allarme	Alarme
Allattamento	Allaitement
Allergia	Allergie
Allergia a farmaci	Allergie aux médicaments
Allergia alimentare	Allergie alimentaire
Allucinazione	Hallucination
Alopecia	Alopécie
Alterazione della conoscenza	Changements de conscience
Alterazioni dello stato psishico	Changements psychiques
Alveolo	Alvéole
Ambulanza	Infirmerie
Aminofillina	Aminophylline
Ammaccatura (ecchimosi)	Ecchymose
Amminoacido	Acide aminé
Ammoniaca	Ammoniac
Amnesia	Amnésie
Amniocentesi	Amniocentèse
Amnios	Amnios (sac amniotique)
Amnioscopia	Amnioscopie
Ampicillina	Ampicilline
Ampolla (fiala)	Ampoule
Amputazione	Amputation
Anafilassi	Choc anaphylactique
Analgesia	Analgésie
Analgesico	Analgésique
Analisi chimiche delle urine	Analyse chimique de l'urine
Analisi dei gas nel sangue (emogas analisi)	Prélèvement des gaz du sang
Analisi del DNA	Analyse de l'ADN
Analisi del liquido cerebro-spinale	Analyse du liquide céphalo-rachidien
Anchilosi	Ankylose
Anello cartilagineo	Cartilage cricoïde
Anemia	Anémie
Anemia da carenza di ferro	Anémie ferriprive
Anemia drepanocitica	Drépanocytose (anémie à cellules falciformes)
Anemia emolitica	Anémie hémolytique
Anemia ipocromica	Anémie hypochrome
Anemia perniciosa	Anémie pernicieuse
Anencefalia	Anencéphalie
Anestesia	Anesthésie
Anestesia generale	Anesthésie générale
Anestesia locale	Anesthésie locale
Anestetico	Anesthésique

Aneurisma	Anévrisme (anévrysme)
Aneurisma aortico	Anévrisme de l'aorte
Aneurisma arteriosa congenita alla base dell'encefalo	Anévrisme congénital de l'artère à la base du cerveau
Aneurisma cerebrale	Anévrisme intra-crânien
Aneurisma dell'aorta addominale	Anévrisme de l'aorte abdominale
Angina	Angine
Angina pectoris	Angine de poitrine (angor)
Angioedema (edema di Quincke, edema angioneurotico)	Oedème de Quincke (angio-oedème)
Angiografia	Angiographie
Angiografia cerebrale	Angiographie cérébrale
Angiografia con cateterismo	Angiographie interventionnelle utilisant un cathéter
Angiografia digitale a sottrazione	Angiographie numérique
Angiografia polmonare	Angiographie pulmonaire
Angiografia spinale	Angiographie spinale
Annegamento	Noyade
Anno	Année
Ano	Anus
Anomalia cerebrovascolare	Anomalie cérébrovasculaire
Anomalia di sviluppo del sistema nervoso	Anomalie du développement cérébral
Anomalie di sviluppo	Anomalies de développement
Anomalie di sviluppo fetale (anomalie fetali)	Anomalies foetales
Anomalie uterine	Malformations utérines
Anoressia	Anorexie
Anormale perdita di sangue durante il ciclo mestruale (menorragia)	Cycle menstruel anormalement excessice (ménorragie)
Anoscopia	Anuscopie
Ansia (ansietà)	Anxiété
Antiacido	Antiacide
Antibiogramma	Antibiogramme
Antibiotico	Antibiotique
Anticoagulante	Anticoagulant
Anticonvulsante	Antiépileptique (anticonvulsivant)
Antidepressivo	Antidépresseur
Antidiabetico	Médicament antidiabétique
Antidiaforetico	Déodorant

Antidiarroici	Médicament antidiarrhéique
Antidoto	Antidote
Antielmintici	Antihelminthique
Antiemetico	Antiémétique
Antigene carcino-embrionario (CEA)	Antigène carcinoembryonnaire (ACE)
Antimalarico	Antimalarique
Antimicotico	Antimycosique
Antinfiammatorio	Anti-inflammatoire
Antiossidante (sostanza antiossidante)	Antioxydant
Antipiretico	Antipyrétique
Antipsicotico	Antipsychotique
Antireumatico	Médicament antirhumatismal
Antisettico	Antiseptique
Antisettico urinario	Antiseptique urinaire
Antisiero	Antisérum
Antistaminico	Antihistaminique
Antitossina	Antitoxine
Anulare	Annulaire
Anuria (produzione di urina < 100 ml nelle 24 ore)	Anurie (volume urinaire < 100 ml par 24 heures)
Aorta	Aorte
Aorta addominale	Aorte abdominale
Aorta toracica	Aorte thoracique
Aortografia	Aortographie
Aplasia	Aplasie
Aponeurosi	Aponévrose
Apoplessia	Apoplexie (attaque d'apoplexie)
Apparecchio acustico	Appareil acoustique
Appendice vermiforme	Appendice iléo-caecal (appendice, appendice vermiforme)
Appendicite acuta	Appendicite aiguë
Appetito	Appétit
Aprire	Ouvrir
Aracnoide	Arachnoïde
Aritmia	Arythmie
Aritmia cardiaca	Arythmie cardiaque
Armadio (credenza)	Armoire
Arresto cardiaco	Arrêt cardiaque (arrêt ventilatoire, arrêt cardio-respiratoire)
Arteria	Artère
Arteria coronaria	Artère coronaire
Arteria polmonare	Artère pulmonaire
Arteriografia	Artériographie
Arteriola	Artériole
Arteriosclerosi	Artérosclérose
Articolazione	Articulation
Articolazione del gomito	Articulation oléacranienne

Articolazione dell'anca	Hanche
Articolazione della spalla	Complexe articulaire de l'épaule
Arto inferiore	Membre inférieur
Artrodesi	Arthrodèse
Artrografia	Arthrographie
Artroscopia	Arthroscopie
Artrosi di caviglia	Arthrose de cheville
Ascella	Aisselle
Ascensore	Ascenseur
Ascesso	Abcès
Ascesso anale	Abcès anale
Ascite	Ascite
Asfissia	Asphyxie
Asma	Asthme
Aspartato transaminasi (SGOT)	Aspartate transaminase (SGOT)
Aspiratore a vuoto	Vacuum extractor
Aspiratore di secreti	Appareil à succion
Aspirina	Aspirine
Asportazione chirurgica della colecisti (colecistectomia)	Enlèvement chirurgical de la vésicule biliaire (cholécystectomie)
Asportazione chirurgica del testicolo (orchiectomia)	Amputation chirurgicale d'un ou des deux testicules (orchidectomie, orchiectomie)
Asportazione chirurgica dell'appendice (appendicectomia)	Ablation chirurgicale de l'appendice iléocaecal (appendicectomie)
Asportazione chirurgica dell'utero (isterectomia)	Enlèvement chirurgical de l'uterus (hystérectomie)
Asportazione chirurgica della prostata (prostatectomia)	Ablation chirurgicale de la prostate (prostatectomie)
Asportazione chirurgica della sacca aneurismatica (aneurismectomia)	Résection chirurgicale d'une poche anévrismale (anevrismectomie)
Asportazione chirurgica delle emorroidi (emorroidectomia)	Ablation chirurgicale des hémorroïdes (hémorroïdectomie)
Asportazione chirurgica di calcolo (litotomia)	Extraction chirurgicale des pierres de la vessie (lithotomie)
Asportazione chirurgica di fibromi nell'utero (miomectomia)	Ablation chirurgicale des fibromes utérins (myomectomie)
Assenza di mestruazioni (amenorrea)	Absence des règles (aménorrhée)
Assenza di respirazione (apnea)	Arrêt respiratoire (apnée)
Assicurazione sanitaria	Assurance maladie
Assistenza infermieristica	Soins de santé
Assistenza sanitaria primaria	Soins de santé primaire
Assorbenti igienici	Serviette hygiénique (protège-slip)
Astigmatismo	Astigmatisme
Astrocita	Astrocyte
Atonia muscolare	Atonie
Atresia anale	Atrésie anale
Atrio	Oreillette
Atrofia	Atrophie
Atropina	Atropine
Attacco fisico	Attaque physique
Attaco	Attaque
Attaco di panico	Crise de panique
Audiometria	Audiométrie
Audiometria di discorso	Audiométrie vocale
Aumentata emissione di urina (poliuria)	Sécrétion d'urine en quantité abondante (polyurie)
Aumento del ritmo respiratorio (tachipnea)	Respiration accélérée (tachypnée)
Aumento del senso della sete (polidipsia)	Soif excessive (polydipsie)
Aumento della distanza fra due parti del corpo (ipertelorismo)	Élargissement de la distance des organes (hypertélorisme)
Aumento della pelosità (ipertricosi)	Pilosité excessive (hypertrichose)
Aumento della sudorazione (iperidrosi)	Sudation excessive (hyperhidrose)
Aumento di perdita di capelli	Perte de cheveux excessive
Aumento di volume del fegato (epatomegalia)	Augmentation du foie (hépatomégalie)
Aumento incontrollato dell'appetito (polifagia)	Faim excessive (polyphagie)
Aumento incontrollato di assunzione di cibo (iperfagia)	Prise excessive d'aliments (hyperphagie)
Autismo	Autisme
Autoambulanza	Ambulance
Autolesionismo	Automutilation
Autopsia	Autopsie

Avambraccio Avant-bras
Aviofobia (paura di volare) Aerophobie (peur de l'avion)
Avitaminosi Avitaminose
Avvelenamento (intossicazione) Empoisonnement (toxicité)
Avvelenamento da alcool Empoisonnement par l'alcool
Avvelenamento da cibo Empoisonnement alimentaires
Azoto ureico nel sangue (BUN) Azote d'urée dans le sang
Bacino Bassin osseux
Bagno Salle de bains
Banca del seme Banque du sperme
Barbiturico Barbiturique
Barccio Partie supérieure du bras
Barcollamento Démarche traînante
Barella (lettiga) Civière
Barotrauma Barotraumatisme
Base del cranio Base du crâne
Bassa pressione arteriosa (ipotensione) Baisse de la pression artérielle (hypotension artérielle)
Bassa temperatura corporea (ipotermia) Température corporelle basse (hypothermie)
Basso metabolismo basale Métabolisme basal diminué
Batteriemia Bactériémie
Batterio Bacteria
Batteriuria Bactériurie
Bendaggio Bandage
Bendaggio gessato Plâtre pour immobilisation rigide
Bilancia Balance
Bile Bile
Biligrafia venosa Biligraphie intraveineuse
Bilirubina Bilirubine
Biomarcatore Biomarqueur
Biopsia Biopsie
Biopsia cerebrale (biopsia dei ventricoli cerebrali) Biopsie d'un ventricule cérébral
Biopsia cutanea Biopsie de peau
Biopsia del linfonodo Biopsie du ganglion lymphatoque
Biopsia del midollo osseo Biopsie ostéomédullaire
Biopsia della tiroide Biopsie thyroïdienne
Biopsia endometriale Biopsie endométriale
Biopsia epatica Biopsie du foie
Biopsia pleurica Biopsie pleurale
Biopsia renale Biopsie rénale
Biopsia stereotassica Biopsie stéréotaxique
Blastocisti Blastocyste
Blocco atrioventricolare Bloc auriculo-ventriculaire
Blocco di branca Bloc de branche
Blocco trifascicolare Bloc trifasciculaire
Bocca Bouche
Borborigmo Gargouillements (borborygme)
Borsa sierosa Bourse séreuse
Bottiglietta (boccetta) Fiole
Bouillotte (bouilloire) Bouillotte
Braccio Bras
Brivido Frissonnement
Bronchiolo Bronchiole
Bronco Bronche
Broncodilatatore Bronchodilatateur
Broncografia Bronchographie
Broncoscopia Bronchoscopie
Broncospasmo Bronchospasme
Bruciore di stomaco (pirosi) Brûlure de l'estomac (pyrosis)
Bruciore urinario Brûlures à la miction
Bulbo (midollo allungato, encefalo) Moelle allongée (medulla oblongata, bulbe rachidien, myélencéphale)
Bulbo oculare Globe oculaire
Bulimia Boulimie
Burrocacao Tube de soin pour lèvres
Bypass Pontage
CA 125 (antigene di carcinoma 125) Antigène de cancer CA 125
CA 19-9 (antigene carboidratico) Antigène de cancer CA 19-9 (antigène d'hydrate de carbone)
Cadavere (salma) Cadavre
Cadutta (cascata) Chute
Caffeina Caféine
Calcagno Calcanéus (calcanéum)
Calciare Coups de pied
Calcificazione Calcification
Calcio Calcium
Calcitonina Calcitonine
Calcolo biliare Calcul biliaire (cholélithiase)
Calcolo ureterale Calcul dans l'uretère
Calcolo urinario (urolitiasi) Calcul urinaire (urolithiase)
Calcolosi renale (nefrolitiasi) Calcul rénal (néphrolithiase, lithiase urinaire)
Calendario vaccinale Calendrier des vaccinations
Callo (vescica, bolla) Cor (cal)
Callosità (callo) Callosité
Cambiamenti della mucosa Changement de la muqueuse

Cambiamenti della sensazione tattile Changements des sensations tactiles
Cambiamenti delle sensazoni olfattive Changements des sensations olfactives
Cambiamenti di nevi Changements dans les grains de beauté
Cambiamenti di personalità Changements de personnalité
Cambiamenti nell'appetito Changements d'appétit
Cambiamenti nella forma delle ossa Changements dans la forme des os
Cambiamenti nelle sensazioni del gusto Changements de sensation de goût
Cambiamento d'umore Saute d'humeur
Cambiamento di colore della pelle Changements de couleur de la peau
Cambiamento di voce Changements de voix
Cambiarsi Se changer
Camera di malato Chambre de malade
Camicia da notte Chemise de nuit
Camicia protettiva Blouse de protection
Camomilla Camomille
Campo per rifugiati Camp de réfugiés
Canale del parto Canal utérin
Canale di Schlemm Canal de Schlemm
Canale naso-lacrimale Canal lacrymonasal (canal lacrimal, canal des larmes)
Cancrena Gangrène
Candelette Ovule (suppositoire vaginal)
Candidosi (candidiasi) Candidiase
Canino Canine
Cannabis terapeutica Cannabis médical
Cannula Canule
Cannula nasale Canule nasale
Cannula oro-faringea Canule de Guedel
Capelli Cheveu
Capezzolo Mamelon (papille)
Capezzolo invertito Téton ombiliqué
Capillare Capillaire
Capogiro (vertigine) Vertige
Capsula Gélule
Capsula articolare Capsule articulaire
Carboidrato (glucide) Hidrate de carbone (glucide)
Carbone attivo Charbon actif
Carcinoma embrionale Carcinome embryonnaire
Carcinoma endometriale Carcinome de l'endomètre
Cardiomiopatia Cardiomyopathie
Cardiopalmo (palpitazione) Palpitation
Cardiopatia congenita Cardiopathie congénitale
Cardiostimolatore (stimolatore cardiaco) Stimulateur cardiaque (pacemaker, pile)
Cardiotocografia Cardiotocographie
Cardiotonico Médicament cardiotonique
Carenza de vitamina C Carence en vitamine C
Carenza de vitamina D Carence en vitamine D
Carenza de vitamina K Carence en vitamine K
Carenza di estrogeno Carence oestrogénique
Carenza di fattore di coagulazione Déficit en facteur de la coagulation
Carenza di vitamina A Carence en vitamine A
Carenza di vitamina B1 Carence en vitamine B1
Carenza di vitamina B12 Carence en vitamine B12
Carenza di vitamina B2 Carence en vitamine B2
Carenza di vitamina B3 Carence en vitamine B3
Carenza di vitamine Carence en vitamine
Carie dentaria Carie dentaire
Cariotipo Caryotype
Carpo Carpe
Carrello Chariot
Carrello servitore Table de lit
Cartilagine Cartilage
Cartilagine articolare Cartilage articulaire
Cassa del timpano Cavité tympanique
Cassetta di pronto soccorso Trousse de secours
Catecolamina Catécholamine
Catetere Cathéter
Catetere vescicale Cathéter urologique
Cateterismo cardiaco (angiocardiografia) Cathétérisme cardiaque
Causa di morte Cause de la mort
Cauterizzazione Cautérisation
Caviglia Cheville (cou-de pied)
Cavità orale Cavité buccale
Cecità Cécité
Cecità notturna (nictalopia) Cécité nocturne (héméralopie)
Cefalea di tipo tensivo Céphalée de tension
Cefalocèle Céphalocèle
Cefalometria Céphalométrie
Cefalosporina Céphalosporine
Celiachia (malattia caliacha) Maladie coeliaque
Cellula Cellule
Cellulite Cellulite
Cemento Cément

Cena	Dîner (souper)
Cento	Cent
Centro di medicina	Centre médical
Cercaria	Cercaire
Cerchiaggio	Cerclage
Cerotto	Pansement
Cerotto antifumo	Timbre à la nicotine
Cerume	Cire de l'oreille (cérumen)
Cervelletto	Cervelet
Cervello	Cerveau
Chemioterapia	Chimiothérapie
Cheratina	Kératine
Cheratosi	Kératose (kératodermie)
Chetoacidosi diabetica	Cétoacidose diabétique
Chiamata di aiuto	Appel à l'aide
Chirurgia	Chirurgie
Chirurgia laparoscopica	Laparoscopie (coelioscopie)
Chiudere	Fermer
Chiusura delle tube	Stérilisation chirurgicale au femme (ligature des trompes)
Ciabatte	Chausson
Cianosi	Cyanose
Cicatrice (sfregio)	Cicatrice
Ciclo mestruale	Cycle menstruel
Cifoscoliosi	Cypho-scoliose
Cifosi	Cyphose
Ciglia	Cil
Cinquanta	Cinquante
Cinque	Cinq
Cinquecento	Cinq cents
Circoncisione	Circoncision
Cisti (ciste)	Kyste
Cisti ovarica	Kyste ovarien
Cistifellea	Vésicule biliare (cholécyste)
Cistografia	Cystographie
Cistoscopia	Cystoscopie
Citologia	Cytologie
Citomegalovirus (CMV)	Cytomégalovirus (CMV)
Citostatico	Cytostatique
Claudicatio intermittens	Claudication intermittente
Claustrofobia (paura di luoghi chiusi)	Claustrophobie
Clavicola	Clavicule
Cleptomania	Cleptomanie
Clinica ostetrica	Maternité
Clistere	Clystère
Clitoride	Clitoris
Cloramfenicolo	Chloramphénicol
Cloro	Chlore
Coagulazione intravascolare disseminata	Coagulation intravasculaire disséminée
Coartazione dell'aorta	Coarctation de l'aorte
Cobalto	Cobalt
Coccige	Coccyx
Coclea	Cochlée
Codeina	Codéine
Colangio-pancreatografia endoscopica retrograda	Cholangiopancréato-graphie rétrograde endoscopique
Colangiografia	Cholangiographie
Colazione	Petit déjeuner
Colecistografia orale	Cholécystographie orale
Coledoco	Voie biliaire
Colesterolo	Cholestérol
Colica	Colique
Colica addominale	Colique abdominale
Colica renale	Colique néphrétique
Coliche del neonato	Coliques de bébé
Collagene	Collagène
Collare cervicale	Support de cou
Collaso circolatorio (shock)	Choc
Collasso	Collapsus
Collirio	Collyre (gouttes ophtalmiques)
Collisione	Collision
Collo	Cou
Collutorio	Eau dentifrice
Colonscopia	Colonoscopie
Colpo (botta)	Coup
Colpo apoplettico	Attaque cérébrale (accident vasculaire cérébral)
Colpo di calore	Coup de chaleur
Colposcopia	Colposcopie
Coltura del liquor	Culture du liquide cérébro-spinal
Coltura di gola	Culture de gorge avec le coton-tige
Coltura di microrganismi	Culture microbiologique
Coltura di sputo	Culture de crachat
Coltura vaginale	Culture vaginale
Columna vertebral	Colonne vertébrale (rachis)
Coma	Coma
Coma diabetico	Coma diabétique
Combattimento	Combat
Commozione cerebrale	Commotion cérébrale
Comodino	Table de chevet (table de nuit)
Complesso TORCH	Infections TORCH
Compressa	Compresse
Compressa (pasticca, tavoletta)	Comprimé
Compresse solubili	Comprimé effervescent
Compressione cerebrale	Compression cérébrale

Compressone del nervo	Compression du nerf
Concentrazione del glucosio nel plasma	Taux de la glycémie
Concezione	Conception (fécondation)
Condiloma	Verrue génitale
Confusione (disordine)	Confusion
Congelamento	Gelure
Congestione nasale	Congestion nasale
Conizzazione	Conisation
Consistenza acquosa delle feci	Selles aqueuses
Contagioso (infettivo)	Contagieux (contagieuse)
Contraccettivo	Contraceptif
Contrattura	Contracture
Contrattura muscolare	Contracture musculaire
Contrazioni del travaglio	Contractions utérines du travail
Contusione	Contusion
Contusione cerebrale	Contusion cérébrale
Convulsioni	Convulsions
Convulsioni febbrili	Convulsion hyperthermique
Coperta	Couverture
Corda vocale	Corde vocale
Cordocentesi	Cordocentèse
Coriocarcinoma	Choriocarcinome
Coriomeningite linfocitaria	Chorioméningite lymphocytaire
Corion (corio)	Chorion
Cornea	Cornée
Coroide	Choroïde
Corona	Couronne
Corona del dente	Couronne de la dent
Coronarografia	Coronarographie
Coronaropatia	Maladie coronarienne
Corpo	Corps
Corpo luteo	Corps jaune
Corteccia cerebrale	Cortex cérébral (écorce cérébrale)
Corticosteroide	Corticostéroïde
Corticosterone	Corticostérone
Corticotropina (ormone adrenocorticotropo)	Hormone corticotrope (adrenocorticotropic hormone, ACTH)
Cortisolo	Cortisol (hydro-cortisone)
Cortisone	Cortisone
Coscia	Cuisse
Costola (costa)	Côte
Cotile (acetabolo)	Acetabulum
Crampo notturno alle gambe	Crampes nocturnes des jambes
Cranio	Crâne
Craniografia	Craniographie
Crema	Crème
Crescita fetale	Développement foetal
Crioestrazione	Cryo-extraction
Criptorchidismo	Cryptorchidie
Crisi d'astinenza	Sevrage
Crisi tonico-clonica	Crise tonico-clonique
Cristallino	Cristallin
Crosta (escara)	Croûte
Cucchiaio	Cuillère
Cuffietta protettiva	Charlotte à usage unique
Culatta (deretano)	Siège
Cuoio capelluto	Cuir chevelu
Cuore	Coeur
Cuore polmonare	Coeur pulmonaire
Cuore polmonare acuto	Coeur pulmonaire aigu
Cupololitiasi (canalolitiasi)	Vertige paroxystique positionnel bénin
Cuscino	Oreiller
Daltonismo	Daltonisme
Davanti	Devant
Deambulatore (tutore per disabili)	Déambulateur (cadre de marche, gadot)
Debolezza	Faiblesse
Decima settimana	Dixième semaine
Decimo	Dixième
Decompensazione cardiaca	Décompensation cardiaque
Defecazione	Défécation
Defecografia	Défécographie
Defibrillatore	Défibrillateur
Defibrillatore manuale	Défibrillateur manuel
Defibrillazione	Défibrillation
Degenerazione spinale	Difformité spinale
Deglutizione dolorosa (odinofagia)	Déglutition douloureuse (odynophagie)
Delirio	Delirium
Demenza	Deménce
Demineralizzazione	Déminéralisation
Dendrite	Dendrite
Densità minerale ossea	Ostéodensitométrie
Dente	Dent
Dente da latte	Dent temporaire
Dente guasto	Dent pourri
Dentifricio	Dentifrice
Dentina	Dentine (ivoire)
Dentista	Dentiste
Dentro	Dedans
Deposito (magazzino)	Stockage
Depressione	Dépression
Depressione post-partum	Dépression post-natale (dépression post-partum)

Elettroforesi delle sieroproteine Électrophorèse des protéines
Elettrolita Électrolyte
Elettromiografia Électromyographie
Elettroneurografia Électroneurographie
Elettroretinografia Électrorétinographie
Elettrosensibilità Sensibilité éléctromagnétique
Elettroterapia Électrothérapie
Elicottero Hélicoptère
Emangioma capillare Hémangiome capillaire
Ematocrito Hématocrite
Ematoma Hématome
Ematoma epidurale Hématome épidural
Ematuria Sang dans les urines (hématurie)
Embolia adiposa Embolie de cholestérol
Embolia dell'arteria Embolie artérielle
Embolia gassosa Embolie gazeuse
Embolia polmonare Embolie pulmonaire
Embolismo (embolia) Embolie
Embrione Embryon
Emeralopia Héméralopie
Emesi emorragica (ematemesi) Vomissement de sang (hématémèse)
Emicrania Migraine
Emissione di urine con difficoltà (disuria) Difficulté à uriner (dysurie)
Emivertebra Hémivertèbre
Emocoltura Hémoculture
Emocromo (analisi del sangue, esame emocromocitometrico) Hémogramme (numération formule sanguine)
Emofilia Hémophilie
Emoglobina Hémoglobine
Emorragia Saignement (hémorragie)
Emorragia arteriosa Hémorragie artérielle
Emorragia epidurale Hémorragie épidurale
Emorragia esterna Saignement externe (hémorragie externe)
Emorragia interna Saignement interne (hémorragie interne)
Emorragia venosa Saignement veineux
Emorroidi Hémorroïdes
Emostatico Hémostatique
Emulsione Émulsion
Encefalocele Encéphalocèle
Encefalopatia Encéphalopathie
Endometriosi Endométriose
Endoscopia Endoscopie
Enteroscopia Entéroscopie
Eosinofilo Éosinophile
Eparina Héparine
Epidemia Épidémie
Epididimo Épididyme
Epilessia Épilepsie
Episiotomia Épisiotomie
Epistassi (rinorragia) Saignement de nez (épistaxis)
Erezione persistente dolorosa (priapismo) Érection persistente douloureuse (priapisme)
Ergometria (ECG sotto sforzo) Ergométrie
Eritema Érythème (rougeur de la peau)
Eritema infettivo (quinta malattia) Érythème infectieux (cinquième maladie)
Eritroblastosi fetale (malattia emolitica del neonato) Maladie hémolytique du nouveau-né
Eritroblastosi fetale (malattia emolitica del neonato) Maladie hémolytique du nouveau-né
Eritrocita (globulo rosso) Érythrocyte (hématie, globule rouge)
Eritromicina Érythromycine
Ermafroditismo Hermaphrodisme
Ernia Hernie
Ernia del disco Hernie discale
Ernia ombelicale Hernie ombilicale
Erosione cervicale Érosion du col de l'utérus
Erpangina (faringite vescicolare) Herpangine
Eruttazione Rot (renvoi, éructation)
Esame chimico di succo gastrico Analyse chimique du suc gastrique
Esame del fundus oculi Fond d'oeil
Esame della mammella Examen du sein
Esame delle urine peso specifico Poids spécifique de l'urine
Esame ginecologico Examen gynécologique
Esame medico Examen médical
Esami di laboratorio Analyse médicale (examens de biologie médicale)
Esami sierologici Analyse sérologique
Esantema Exanthème
Esasperazione (irritazione) Exaspération (irritation)
Esercizi di equilibrio Entraînement de l'equilibre
Esercizi di Kegel Exercice de Kegel
Esercizi di respirazione Exercice de respiration
Esercizio Exercice
Esofago Oesophage
Esofagogastroduodenoscopia Endoscopie oeso-gastro-duodénale

Esoftalmo	Exophtalmie (proptose)
Espettorante	Expectorant
Espettorazione di sangue (emottìsi)	Rejet de sang issu des voies aériennes (hémoptysie)
Esplorazione rettale	Toucher rectal
Esposizione alle radiazioni ionizzanti	Irradiation ionisante
Espulsione del feto	Expulsion du bébé
Espulsione della placenta	Expulsion du placenta
Estradiolo	Estradiol
Estrazione del dente	Extraction dentaire
Estrogeno	Estrogène
Estrogeno placentare	Oestrogène placentaire
Falange	Phalange
False contrazioni (contrazioni di Braxton Hicks)	Fausse contraction (contraction de Braxton Hicks)
Fame	Faim
Fame d'aria (dispnea, respirazione difficoltosa)	Difficulté respiratoire (dyspnée)
Faringe	Pharynx
Farmaci abortivi	Médicaments abortifs
Farmacia	Pharmacie
Farmacista	Pharmacien
Farmaco anti-alcol	Médicament contre la dépendance à l'alcool
Farmaco anti-infiammatore non steroide-FANS	Anti-inflammatoire non stéroïdien
Farmaco antiallergico	Antiallergique
Farmaco antianemico	Médicament antianémique
Farmaco antiaritmico	Agent antiarythmique
Farmaco antiipertensivo	Antihypertenseur
Farmaco antiprotozoico	Médicament antiprotozoal
Farmaco antitubercolare	Antituberculeux
Farmaco antivirale	Médicament antiviral
Farmaco con lo scopo di arrestare le contrazioni uterine (tocolisi)	Médicament pour interrompre le déclenchement du travail (tocolytique)
Fascia muscolare	Fascia musculaire (périmysium)
Fasciatura (bendaggio)	Pansement
Fascio di His	Faisceau de His
Fase del parto	Stade du travail
Fattore Rh negativo	Système Rhésus négatif
Fattore Rh positivo	Système Rhésus positif
Febbre	Fièvre
Febbre puerperale	Fièvre puerpérale
Febbre ricorrente	Fièvre récurrente
Febbre Zika	Fièvre Zika
Feci	Fèces
Feci di colore rosso	Selles rouges
Feci di colore verde	Selles vertes
Feci gialle	Selles jaunes
Feci picee (melena)	Selles noir (melanea, méléna)
Fecondazione assistita (fecondazione artificiale)	Insémination artificielle
Fegato	Foie
Fenilchetonuria	Phénylcétonurie
Fentanyl	Fentanyl
Ferita	Blessure
Ferita	Plaie
Ferita da arma da fuoco	Blessure par balle
Ferita da morso	Blessure par morsure
Ferita da taglio	Plaie par objet tranchant
Ferita esplosiva	Blessure par explosion
Ferita termica	Blessure thermique
Fermacapo	Immobiliseur de tête
Ferro	Fer
Fertilizzazione in vitro	Fécondation in vitro
Feto	Foetus
Fetoscopia	Foetoscopie
Fibrillazione atriale	Fibrillation auriculaire
Fibrillazione ventricolare	Fibrillation ventriculaire
Fibrina	Fibrine
Fibrinogeno	Fibrinogène
Fibroblasto	Fibroblaste
Fibrosi cistica	Mucoviscidose (fibrose kystique)
Filo interdentale	Fil dentaite
Filtro solare (crema solare ad alta protezione)	Crème solaire
Finestra	Fenêtre
Fisioterapia	Physiothérapie
Fisioterapista	Physiothérapeute
Fissura anale	Fissure anale
Fistola anale	Fistule anale
Fitoterapia	Phytothérapie
Flebografia	Phlébographie
Flebotrombosi	Phlébothrombose
Fluido corporale	Fluide corporel
Fluoroscopia	Fluoroscopie

Flusso di sangue nella tuba di Falloppio	Collection de sang dans la trompe de Fallope (hématosalpinx)	**Ghiandola bulbouretrale (ghiandola di Cowper)**	Glande de Cowper (glande bulbo-uretrale)
Fobia	Phobie	**Ghiandola di Bartolini**	Glande de Bartholin
Folgorazione (elettrocuzione)	Électrisation (électrocution)	**Ghiandola lacrimale**	Glande lacrymale
Follicolite	Folliculite		
Follicolo di Graaf	Follicule de Graaf	**Ghiandola pineale (epifisi)**	Glande pinéale (épiphyse)
Forbici	Ciseau		
Forcipe	Forceps	**Ghiandola salivare**	Glande salivaire
Forfora	Pellicule	**Ghiandola sebacea**	Glande sébacée
Foruncolo	Furoncle	**Ghiandola sudoripara**	Glande sudoripare (sudorale)
Fosfatasi alcalina totale	Phosphatase alcaline	**Gibbo (gobba, gibbosità)**	Bossu
Fosfolipide	Phospholipide		
Fosforo	Phosphore	**Gigantismo**	Gigantisme
Fotofobia	Photophobie (crainte de la lumière)	**Ginecologia**	Gynécologie
		Ginocchio	Genou
Frattura	Fracture des os	**Giorno**	Jour
Frattura aperta (frattura esposta)	Fracture ouverte	**Glande**	Gland
		Glicogeno	Glycogène
Frattura comminuta	Fracture comminutive	**Glicosuria (mellituria)**	Sucre dans les urines (glycosurie)
Frattura con dislocazione	Fracture à déplacement	**Globulina**	Globuline
		Glomerulo	Glomérule
Frequenza di contrazioni uterine	Fréquence des contractions utérines	**Glucagone**	Glucagon
		Glucocorticoide	Glucocorticoïde
Frigidità	Frigidité	**Glucosio**	Glucose
Fronte	Front	**Glucosio nelle urine**	Test du sucre dans les urines
Funicolo ombelicale	Cordon ombilical		
Fuori	Dehors	**Gocce**	Gouttes
Fuoriuscita (scolo)	Sécrétion (suintement, écoulement)	**Gocce nasali**	Gouttes nasales
		Gocce per il mal di orecchi	Gouttes auriculaires
Fuoriuscita vaginale	Pertes vaginales	**Gola**	Gorge
Gabbia toracica	Cage thoracique	**Gomito**	Coude
Galattorrea	Galactorrhée	**Gomma da masticare antifumo**	Gomme à la nicotine
Gamba	Jambe		
Gangrena umida	Gangrène humide	**Gonade**	Gonade
Garza	Gaze	**Gonadotropina**	Gonadotrophine
Gas	Gaz	**Gonadotropina corionica**	Gonadotrophine chorionique
Gastralgia	Douleur épigastrique		
Gastroenterite	Gastroentérite	**Gonfiezza e venti (flatulenza)**	Ballonnements et vesse (flatulence)
Gastroscopia	Gastroscopie		
Gel	Gel	**Gonfiore**	Gonflement (enflure)
Gel elettro-conduttivo	Gel électroconductif	**Goniometro**	Goniomètre
		Gonioscopia	Gonioscopie
Gemelli	Jumeaux	**Gonorrea (blenorragia)**	Gonorrhée (blennorragie, chaude-pisse)
Gemelli fraterni (gemelli dizigoti)	Jumeaux dizygotes		
Gemelli identici (gemelli monozigoti)	Jumeaux monozygotes	**Gozzo**	Goitre
		Gozzo multinodulare	Goitre multinodulaire
Gengiva	Gencive		
Genitore	Géniteur	**Graffio (graffiatura)**	Égratignure
Genitore biologico	Parent biologique		
Gentamicina	Gentamicine	**Grammo**	Gramme
Germi	Germes	**Granulocita**	Granulocyte (polynucléaire)
Ghiaccio	Glace		
Ghiandola	Glande	**Granulocita basofilo**	Granulocyte basophile

Gravidanza (gestazione)	Grossesse
Gravidanza ectopica	Grossesse extra-utérine
Gravidanza gemellare	Grossesse multiple
Gruccia (stampella)	Béquille
Gruppo sanguigno	Groupe sanguin
Gruppo sanguigno 0	Groupe sanguin 0
Gruppo sanguigno A	Groupe sanguin A
Gruppo sanguigno AB	Groupe sanguin AB
Gruppo sanguigno B	Groupe sanguin B
Guancia	Joue
Guanti protettivi	Gants à usage unique
Guarigione (ristabilimento)	Guérison
HbsAg (antigene di superficie dell'epatite B)	Antigène HbsAg (antigène de surface du virus de l'hépatite B)
Herpes genitalis	Herpès génital
Herpes simplex	Herpès (infection herpétique)
Herpes zoster	Zona
Idrocefalo	Hydrocéphalie
Idrocele	Hydrocèle
Idroterapia	Hydrothérapie
Ieri	Hier
Ileo	Iléon (ileum)
Imaging a risonanza magnetica (risonanza magnetica tomografica)	Imagerie par résonance magnétique (IRM)
Imbecillità	Imbécillité
Imene	Hymen
Immunodeficienza	Immunodéficience
Immunoglobulina	Immunoglobuline
Immunosoppressivo	Immunosuppresseur
Impetigine	Impétigo
Impianto	Implantation
Impotenza	Impotence
Impulso a vomitare	Envie de vomir
In basso	En bas (au-dessous)
Inalazione (farmaco per inalazioni)	Inhalation
Incapacità di percipire gli odori (disosmia)	Perte de la sensibilité aux odeurs (anosmie)
Incapacità di percipire i sapori (ageusia)	Perte du sens du goût (agueusie)
Incendio (fuoco)	Incendie
Incidente di traffico	Accident sur la voie publique
Incidente stradale	Accident automobile (accident de la route)
Incisione chirurgica della trachea (tracheotomia)	Ouverture chirurgicale dans la trachée (trachéotomie)
Incisivo	Incisive
Incontinenza	Incontinence
Incontinenza cervicale	Incompétence cervicale
Incontinenza urinaria	Incontinence urinaire
Incontinenza urinaria da sforzo	Incontinence urinarie d'effort
Incoscienza (stato di incoscienza)	Absence de la conscience
Incubatrice	Couveuse (incubateur)
Incudine	Enclume
Indagini radiologiche del colon con clisma opaco a doppio contrasto	Lavement baryté
Indigestione	Indigestion
Inedia	Famine
Infarto	Infarctus
Infarto miocardico acuto	Infarctus du myocarde
Infermiera /infermiere	Infirmier
Infestazione da pidocchi (pediculosi)	Infestation par des poux (pédiculose)
Infestazione da pidocchi del pube (ftiriasi)	Infestation par des poux du pubic (phtiriase)
Infestazione da vermi (elmintiasi)	Infestation par des vers parasites intestinaux (helminthiase)
Infezione	Infection
Infezione batterica	Infection bactérienne
Infezione da clamidia	Infection à Chlamydia
Infezione da Papilloma Virus Umano (HPV)	Infection par le virus du papillome humain (VPH)
Infezione della vagina batterica (vaginosi)	Vaginose bactérienne
Infezione fungina	Infection fongique
Infezione virale	Infection virale
Infiammazione (flogosi)	Inflammation
Infiammazione dei testicoli (orchite)	Inflammation des testicules (orchite)
Infiammazione del sacco amniotico (corioamniosite)	Chorioamnionite
Infiammazione dela sierosa peritoneale (peritonite)	Inflammation du péritoine (péritonite)

Infiammazione dell'appendice vermiforme (appendicite) Inflammation de l'appendice iléo-caecal (appendicite)
Infiammazione dell'endometrio (endometrite) Inflammation de l'endomètre (endométrite)
Infiammazione dell'epididimo (epididimite) Inflammation de l'épididyme (épididymite)
Infiammazione della ghiandola prostatica (prostatite) Inflammation de la prostate (prostatite)
Infiammazione della mammella (mastite) Inflammation de la mamelle (mastite)
Infiammazione della vagina (vaginite) Inflammation du vagin (vaginite)
Infiammazione della vescica urinaria (cistite) Inflammation de la vessie (cystite)
Infiammazione della vulva (vulvite) Inflammation de la vulve (vulvite)
Infiammazione delle vene (flebite) Inflammation des veines (phlébite)
Influenza Grippe (influenza)
Infortunio domestico Accident domestique
Infortunio sul lavoro Accident du travail
Infreddatura (raffreddore) Rhume
Infusione Perfusion
Ingrossamento (divenire grosso) Grossissement
Ingrossamento dei linfonodi (linfoadenopatia) Augmentation d'un ganglion lymphatique (lymphadénopathie)
Inguine Aine
Iniezione Injection
Iniezione intracitoplasmatica dello spermatozoo Injection intracytoplasmique de spermatozoïdes
Inondazione Inondation
Inquinamento chimico Pollution chimique
Insettifugo Répulsif d'insectes
Insolazione (colpo di sole) Coup de soleil (insolation)
Insonnia Insomnie
Insufficienza renale acuta Insuffisance rénale aiguë
Insufficienza renale cronica Insuffisance rénale chronique
Insulina Insuline
Intensità di contrazione Intensité des contractions utérines
Interferone Interféron
Interruzione di gravidanza (aborto) Avortement
Intestino Intestin
Intestino crasso (colon) Gros intestin (côlon)
Intestino tenue (piccolo intestino) Intestin grêle
Intolleranza al glutine Intolérance au gluten
Intolleranza al lattosio Intolérance au lactose
Intormentire Fourmillement
Intubazione Intubation
Iodio (tintura di iodio) Iode
Iperaldosteronismo Hyperaldostéronisme
Iperattività Hyperactivité
Ipercalcemia Hypercalcémie
Iperemesi gravidica Hyperemesis gravidarum
Iperemia dell'ovaio Hyperhémie ovarienne
Iperinsulinismo Hyperinsulinisme
Iperkaliemia Hyperkaliémie
Ipermetropia Hypermétropie
Iperparatiroidismo Hyperparathyroïdie
Iperpituitarismo Hyperpituitarisme
Iperplasia endometriale Hyperplasie endométriale
Iperplasia pseudo-epiteliomatosa Hyperplasie pseudo-épithéliomateuse
Ipertensione arteriosa essenziale Hypertension artérielle essentielle
Ipertensione arteriosa polmonare Hypertension artérielle pulmonaire
Ipertensione arteriosa secondaria Hypertension secondaire
Ipertensione arteriosa sistemica Pression artérielle élevée (hypertension artérielle)
Ipertermia Hyperthermie
Ipertiroidismo Hyperthyroïdie
Ipertrofia Hypertrophie
Ipertrofia dell'utero Hypertrophic de l'utérus
Ipertrofia ventricolare Hypertrophie ventriculaire
Iperuricemia Hyperuricémie
Iperventilazione Hyperventilation
Ipervitaminosi Hypervitaminose
Ipervolemia (aumento del volume ematico circolante) Hypervolémie (augmentation du volume de sang dans les vaisseaux)
Ipnotico Hypnotique (somnifère)
Ipoalbuminemia Hypoalbuminémie
Ipocalcemia Hypocalcémie
Ipocondria Hypocondrie
Ipòfisi (ghiandola pituitaria) Hypophyse (glande pituitaire)
Ipoglicemia Hypoglycémie

Ipoinsulinemia Hypoinsulinisme

Ipokaliemia Hypokaliémie

Ipoparatiroidismo Hypoparathyroïdie

Ipopituitarismo Hypopituitarisme

Ipossia Hypoxie

Ipotalamo Hypothalamus

Ipotensione e sincope Hypotension et syncope

Ipotermia Hypothermie

Ipotiroidismo Hypothyroïdie

Ipotonia Hypotonie

Ipotonia muscolare Hypotonie musculaire

Ipotrofia fetale Hypotrophie foetale

Ippersensibilità ai normali stimoli esterni (iperestesia) Hypersensibilité aux stimuli extérieurs (hyperesthésie)

Iride Iris

Irsutismo Hirsutisme

Ischemia Ischémie

Ischio Ischium

Isteria (isterismo) Hystérie

Isterosalpingografia Hystérosalpingographie

Isteroscopia Hystéroscopie

Ittero (itterizia) Ictère (jaunisse)

Ittero neonatale Ictère néonatal

Kernittero (encefalopatia bilirubinica) Kernictère

La sera Le soir

Labbro Lèvre

Labbro leporino Fente labiale et fente palatine

Laboratorio Laboratoire

Lacerazione (strappo) Lacération

Lacrima Larme

Laparoscopia Laparoscopie

Laringe Larynx

Laringoscopia Laryngoscopie

Laringoscopio Laryngoscope

Laringospasmo Laryngospasme

Lassativo Laxatif

Lattazione Lactation

Lavanda gastrica Lavage gastrique

Lavanderia Blanchisserie

Lavare (fare il bagno) Laver

Legamento Ligament

Lentezza psicofisica Réponses psycho-physiologiques lentes

Lenti a contatto Lentilles de contact

Lenzuolo Drap

Lesione del nervo Lésion du nerf

Lesione del nervo periferico Lésion du nerf périphérique

Lesioni della testa e del cervello Blessures à la tête et blessures du cerveau

Lesioni meccaniche Lésions mécaniques

Lesioni termiche Lésions thermiques

Letto Lit

Leucocita Leucocyte

Leucorea Leucorrhée

Linfa Lymphe

Linfangiografia (linfografia) Lymphographie

Linfedema Lymphoedème

Linfocita Lymphocyte

Linfonodo Ganglion lymphatique (noeud lymphatique)

Lingua Langue

Lipidi Matière grasse

Liquido amniotico Liquide amniotique

Liquido cefalorachidiano (liquor, liquido cerebrospinale) Liquide cérébro-spinal

Liquido extracellulare Liquide interstitiel

Liquido sinoviale (sinovia) Liquide synovial

Lithopedion Lithopédion (enfant pétrifié)

Litro Litre

Lobster-claw deformità di piede Pince de homard (aplasie digitale, ectrodactylie)

Lochi Lochies

Lombaggine Lombalgie

Lombo Lombes

Lordosi Lordose

Lozione Lotion

Lubrificante Lubrifiant

Luce Lumière

Lunghezza di neonato Taille corporelle du nouveau-né

Lussazione Déboîtement (luxation)

Lussazione congenita dell'anca (displasia dell'anca) Luxation congénitale de la hanche

Lussazione incompleta (sublussazione) Luxation incomplète (subluxation)

Macrosomia fetale Macrosomie foetale

Madre Mère

Magnesio Magnésium

Magnetoencefalografia Magnétoencéphalographie

Mal di denti Mal de dents

Mal di gola (infiammazione della faringe, faringite) Mal à la gorge (inflammattion du pharinx, pharingite)

Mal di mare Mal de mer

Mal di montagna Mal aigu des montagnes

Mal di schiena (dorsopatia) Mal de dos (dorsalgie)

Mal di schiena su base posturale Lombalgie posturale

Mal di testa	Mal de tête (céphalée)
Malassorbimento	Malabsorption
Malattia autoimmunitaria	Maladie auto-immune
Malattia del cuore (cardiopatia)	Maladie cardiaque (cardiopathie)
Malattia di decompressione (sindrome di Caisson)	Maladie de décompression (maladie des plongeurs, maladie des caissons)
Malattia di Hirschsprung (ostruzione del colon congenita)	Iléus méconial
Malattia di Hirschsprung (malattia di Mya)	Maladie de Hirschsprung (mégacolôn)
Malattia di mattina	Maladie du matin (nausées et vomissements de la grssesse)
Malattia di Morquio (muco-polisaccaridosi IV)	Maladie de Morquio (mucopolysacchari-dose type IV)
Malattia infiammatoria pelvica	Maladie pelvienne inflammatoire
Malattia parassitaria (parassitosi)	Maladie parasitique (parasitose)
Malattia professionale	Maladie professionnelle
Malattia sessualmente trasmissibile	Maladie vénérienne
Malattie dei vasi sanguigni	Maladies des vaisseaux sanguins
Malattie delle valvole cardiache	Maladies des valves cardiaques
Malattie infettive dei bambini	Maladies infectieuses des enfants
Mammella	Sein
Mammografia (mastografia)	Mammographie
Mancanza dell'appetito	Perte d'appétit
Mancanza di movimento	Incapacité de se mouvoir
Mancata discesa del testicolo	Absence de descente des testicules
Mancata secrezione di urina	Incapacité d'uriner
Mancato sviluppo di un organo (aplasia di un organo)	Arrêt du développement d'un organe (aplasie d'un organe)
Mandibola	Mandibule
Manganese	Manganèse
Mania	Manie
Manicotto di sfigmomanometro	Brassard du manomètre
Mano	Main
Manometria esofagea	Manométrie oesophagienne
Manovra di Heimlich	Méthode de Heimlich
Mantoux test	Test Mantoux (test PPD)
Marker tumorale	Marqueur tumoral
Martello	Marteau (malléus)
Maschera dell'ossigeno	Masque à oxygène
Maschera laringea	Masque laryngé
Maschera per rianimazione	Masque de réanimation
Mascherina di protezione	Masque de protection
Mastite puerperale	Mammite puerpérale
Mastopatia	Mastopathie
Mastopatia fibrocistica	Mastopathie fibrocystique
Materassino a depressione	Matelas immobilisateur à dépression
Materasso	Matelas
Mattina	Matin
Meato acustico esterno	Conduit auditif externe (canal auriculaire)
Meconio	Méconium
Mediastinoscopia	Médiastinoscopie
Medicamento (farmaco, rimedio)	Médicament
Medicina nucleare	Médicine nucléaire
Medico di medicina generale (medico di famiglia)	Médecin généraliste (médecin omnipraticien)
Megacolon	Mégacolôn
Melanina	Mélanine
Melasma	Chleuasme (chloasma)
Melatonina	Mélatonine (hormone du sommeil)
Membrana mucosa	Muqueuse
Membrana sinoviale	Membrane synoviale
Meninge	Méninge
Meningocele	Méningocèle
Meningoencefaloce-le	Méningoencphalocè-le
Menisco	Ménisque
Menopausa	Ménopause
Mento	Menton
Mese	Mois
Mestruazione	Règle (menstruation)
Mestruazione dolorosa (dismenorrea)	Règle douloureuse (dysménorrhée)
Metabolismo basale accelerato	Metabolisme de base accéléré

Metacarpo	Métacarpe
Metadone	Méthadone
Metatarso	Métatarse
Meteoropatia	Météoropathie
Mezzo di contrasto	Produit de contraste
Microcefalia	Microcéphalie
Microgrammo	Microgramme
Midollo cerebrale	Moelle du cerveau
Midollo osseo	Moelle osseuse
Midollo spinale	Moelle épinière (moelle spinale)
Mielografia	Myélographie
Mielografia lombare	Myélographie lombaire
Mielografia sotto-occipitale	Myélographie sous-occipitale
Mielomeningocele	Myéloméningocèle
Mifepristone	Mifépristone
Mignolo	Auriculaire (petit doigt)
Mille	Mille
Milligrammo	Milligramme
Millilitro	Millilitre
Milza	Rate
Mineralcorticoide	Minéralcorticoïde
Minerale	Minéral
Minuto	Minute
Minzione dolorosa (stranguria)	Urination douloureuse (strangurie)
Miocardio	Myocarde
Mioma	Myome
Miopia	Myopie
Miorilassante	Myorelaxant
Miscela di gas (flatulenza)	Pet (flatulence, vesse)
Misuratore di pressione (sfigmomanometro)	Tensiomètre (sphygmomanomètre)
Misurazione del polso	Prise de pouls
Misurazione della pressione arteriosa	Monitoring de la pression artérielle
Mola idatiforme	Grossesse môlaire
Molare	Molaire
Molibdeno	Molybdène
Monitor per parametri vitali	Moniteur de signes vitaux
Monocita	Monocyte
Morbillo	Rougeole (1re maladie)
Morfina	Morphine
Morire	Mourir
Morsicatura	Morsure
Morsicatura di animale rabbioso	Morsure d'un animal infecté par le virus de la rage
Morsicatura di zecca infetta	Piqûre de tique infectée
Morte	Mort
Morte naturale	Mort naturelle
Morte violenta	Mort violente
Morula	Morula
Movimenti attivi fetali	Mouvements actifs fœtaux
Movimenti incontrollati degli occhi (opsoclono)	Mouvements involontaires anarchiques des globes oculaires (opsoclonus)
Movimento anormale	Flexibilité anormale
MSSA (MRSA)	SARM
Muco	Mucus
Muco nasale	Mucus nasal
Muco nelle feci	Mucus dans les selles
Mucocele	Mucocèle
Mucolitico	Mucolytique
Mucosa gastrica	Muqueuse gastrique
Mucosa interna dell'utero (endometrio)	Muqueuse utérine (endomètre)
Mughetto (moniliasi orale)	Candidose orale
Muscolo	Muscle
Muscolo ciliare	Muscle ciliaire
Muscolo diaframma	Diaphragme
Muscolo flaccido	Muscle flasque (hypotonie musculaire)
Muscolo gluteo	Muscle glutéal
Nanismo	Nanisme
Narcolessia	Narcolepsie (maladie de Gélineau)
Narice	Narine
Naso	Nez
Naso che cola (rinorrea)	Écoulement par le nez (rhinorhée)
Nato morto	Mort-né
Nausea	Nausée
Necrosi	Nécrose
Nefropatia diabetica	Néphropathie diabétique
Neonato	Nouveau-né
Neonato pretermine	Nouveau-né prématuré
Neonatologia	Néonatologie
Nervo	Nerf
Nervo cranico	Nerf crânien
Nervo ottico	Nerf optique
Nervo spinale	Nerf spinal
Neuropatia diabetica	Neuropathie diabétique
Nevralgia	Névralgie
Nevrastenia	Neurasthénie
Nevrosi	Névrose (neurose)
Nistagmo	Nystagmus
Nistatina	Nystatine
Nodo (nodulo)	Nodule
Nodo atrioventricolare	Noeud atrio-ventriculaire
Nona settimana	Neuvième semaine
Nono	Neuvième

Nono mese	Neuvième mois
Noradrenalina	Noradrénaline
Notte	Nuit
Novanta	Quatre-vingt-dix
Nove	Neuf
Novecento	Neuf cents
Nuca	Nuque
Numero	Numéro
Obesità	Obésité
Obitorio (mortorio)	Morgue
Occhi lacrimosi	Yeux larmoyants
Occhi secchi (xeroftalmia)	Oeil sec (kérato-conjonctivite sèche)
Occhiali	Lunettes de vue
Occhio	Oeil
Odore sgradevole dell'alito (alitosi, bromopnea)	Mauvaise heleine (halitose)
Oftalmoscopìa	Ophtalmoscopie
Oggi	Aujourd'hui
Olio di jojoba	Huile de jojoba
Olio di mandorla	Huile d'amande
Olio di ricino	Huile de ricin
Olio essenziale (olio eterico)	Huile essentielle
Olio minerale	Huile minérale
Ombelico	Ombilic (nombril)
Omega-3 acidi grassi	Acides gras oméga-3
Operazione (intervento chirurgico)	Opération chirurgicale
Oppioide	Opioïde
Ora	Heure
Oralmente (per via orale, per bocca)	Par voie orale
Orbita oculare	Orbite de l'oeil
Orecchio	Oreille
Orecchio medio	Oreille moyenne
Organo	Organe
Orientamento	Orientation
Ormone	Hormone
Ormone antidiuretico (vasopressina)	Hormone antidiurétique (vasopressine)
Ormone luteinizzante	Hormne lutéinisante
Ormone melanotropo	Hormone mélanotrope (mélanocortine, mélanotropine)
Orticaria	Urticaire
Ortopedia	Orthopédie
Ospedale (policlinico)	Hôpital
Ospite (visitatore /visitatrice)	Visiteur
Ossicodone	Oxycodone
Ossitocina	Ocytocine (oxytocine)
Osso	Os
Osso dell'anca	Os coxal
Osso frontale	Os frontal
Osso iliaco	Ilion (ilium)
Osso mascellare	Os maxillaire
Osso nasale	Os nasal
Osso occipitale	Os occipital
Osso parietale	Os pariétal
Osteoartropatia ipertrofizzante (sindrome di Pierre Marie-Bamberger)	Ostéo-arthropathie hypertrophiante de Pierre Marie (syndrome de Marie-Bamberger)
Osteoporosi	Ostéoporose
Ostetrica (levatrice)	Sage-femme
Ostetricia	Obstétrique
Ostetrico	Obstétricien
Otoscopia	Otoscopie
Ottanta	Quatre-vingts
Ottava settimana	Huitième semaine
Ottavo	Huitième
Ottavo mese	Huitième mois
Otto	Huit
Ottocento	Huit cents
Otturazione odontoiatrica	Composite dentaire
Ottusità alle estremità	Membres sourds
Ovaia	Ovaire
Ovatta	Ouate (coton hydrophile)
Overdose di droga	Surdose de drogue
Overdose di farmaci	Surdose du médicament
Ovidotto (ovidutto)	Trompes de Fallope
Ovodonazione	Donneuse d'ovule
Ovogenesi	Ovogenèse
Ovulazione	Ovulation
Padiglione (reparto)	Salle
Padiglione auricolare	Pavillon auriculaire
Padre	Père
Palato	Palaise
Palato duro (volta palatina)	Palais osseux
Palato molle	Voile du palais
Pallone autoespandibile	Respirateur manuel type Ambu
Pallore	Pâleur
Palmi delle mani caldi e sudati	Paumes des mains chaudes et humides
Palmo	Paume
Palpazione	Palpation
Palpebra	Paupière
Pancraes aberrante	Pancréas aberrant
Pancreas	Pancréas
Pandemia	Pandémie
Pannolino	Couche-culotte
Papilla gustativa	Papille gustative
Paracetamolo	Paracétamol
Paraffina	Paraffine
Paralisi	Paralysie
Paralisi cerebrale infantile	Infirmité motorice cérébrale

Parametri vitali Signes vitaux

Paranoia Paranoïa

Paratiroide Parathyroïde

Paratormone (ormone paratiroideo) Parathormone (hormone parathyroïdienne)

Paresi Parésie

Parestesie delle estremità Engourdissements dans les membres (paresthésie)

Parete addominale Face de la cavité abdominale

Parità di gravidanze Parité

Parodontite Parodontite

Parotite (orecchioni) Oreillons (parotidite virale)

Parto Accouchement (naissance)

Parto a termine Accouchement à terme

Parto nell'acqua Accouchement dans l'eau

Parto patologico Accouchement pathologique

Parto post-termine Naissance après terme

Parto pretermine Prématurité

Parto prolungato Accouchement prolongé

Pasta Pâte

Pasticca (pastiglia) Pastille

Patch test Patch test

Patologia Pathologie

Pattumiera Poubelle

Paziente (ammalato) Patient (malade)

Pediatria Pédiatrie

Pelle (cute) Peau

Pelo Poil

Pelvi ristretto Bassin contracté

Pelvigrafia Pelvigraphie

Pelvimetria Pelvimétrie

Pene Pénis

Penicillina Pénicilline

Per l'applicazione esterna Pour l'application externe

Percussione Percussion

Perdita dello strato superiore della pelle (desquamazione) Desquamation

Perdita di abilità di produzione del linguaggio verbale (afasia) Perte d'habileté d'expression du langage (mutisme, aphasie)

Perdita di memoria Perte de mémoire

Perdita di metà di campo visivo (emianopsia) Perte de la vue dans une moitié du champ visuel (hémianopsie)

Perdita di polso Absence de pouls

Perdita di sangue al di fuori della mestruazione (metrorragia) Saignement de l'utérus (métrorragie)

Perdita di sangue dall'ano (rettoragia, proctorragia) Saignement anal (rectorragie)

Perdita di senso di tocco Perte du sens du toucher

Perdita di udito Perte d'ouïe

Pericardio Péricarde

Perimetria Périmétrie

Perineo Périnée

Peritoneo Péritoine

Peritonite da meconio Péritonite méconiale

Perniosi Engelure

Peso di neonato Poids de naissance

Petecchia Pétéchie

Petto carenato Pectus carinatum

Pezzo (porzione) Morceau

pH-metria fetale pH-métrie foetale

Pia madre Pie-mère

Piaga da decubito (decubito) Escarre (plaie de lit, ulcère de décubitus)

Pianta del piede Plante

Piantana portaflebo Pied à perfusion

Piede Pied

Piede calcaneo Pied calcanéus

Piede cavo (pes cavus) Pied creux

Piede equino (talipes equinovarus) Pied-bot (pied-bot équin)

Piede piatto (pes planus) Pied plat (pes planus)

Piede piatto valgo (pes valgus) Pied valgus

Pielografia retrograda Urétéro-pyélographie rétrograde

Pielonefrite Pyélonéphrite (infection bactérienne des voies urinaires hautes)

Pigiama Pyjama

Pillola anticoncezionale Contraception orale

Pilola del "giorno doppo" (contraccezione postcoitale, contraccezione de emergenza) Pilule du lendemain (contraception postcoitale, contraception d'urgence)

Pinzette Brucelles

Pipita Envie de l'ongle

Placca (tartaro) Plaque dentaire

Placenta Placenta

Placenta accreta Placenta accreta

Placenta previa Placenta praevia

Plagiocefalia Plagiocéphalie

Plasma Plasma sanguin

Pletismografia	Pléthysmographie
Pleura (pleure)	Plèvre
Pleura parietale	Plèvre pariétale
Pleura viscerale	Plèvre viscérale
Pluripara	Multipare
Pneumoencefalo-grafia	Encéphalographie gazeuse
Pneumotorace	Pneumothorax
Polidattilia	Polydactylie
Polipo	Polype
Polipo cervicale	Polype au col de l'utérus
Polipo del colon	Polype du côlon
Polipo endometriale	Polype utérin
Polisonnografia	Polysomnographie (polygraphie du sommeil)
Pollice	Pouce
Polmone	Poumon
Polmoni	Poumons
Polpa dentaria	Pulpe dentaire
Polpaccio	Mollet
Polso	Poignet
Polso accelerato	Fréquence du pouls accélérée
Polvere liquido	Poudre fluide
Polverina (polvere)	Poudre
Pomata (unguento)	Pommade
Pomeriggio	Après-midi
Pompa tiralatte	Tire-lait
Porfiria	Porphyrie
Poro	Pore
Porpora	Purpura
Porta	Porte
Posizionatore	Coussin de positionnement
Posizione del feto trasversale	Position transversale du foetus
Posizione di Trendelenburg	Position de Trendelenburg
Posizione podalica del feto	Présentation podalique (présentation du siège)
Potassio	Potassium
Pozione	Potion
Pranzo	Déjeuner
Preeclampsia (gestosi)	Pré-éclampsie
Prematuro sviluppo sessuale del sesso opposto	Développement sexuel prématuré du sexe opposé
Prematuro sviluppo sessuale dello stesso sesso	Développement sexuel prématuré du même sexe
Premolare	Prémolaire
Prepuzio	Prépuce
Prescrizione (rimedio prescritto)	Ordonnance médicale
Presenza di emoglobina nelle urine (emoglobinuria)	Hémoglobine dans l'urine (hémoglobinurie)
Presenza di pus nelle urine (piuria)	Présence de pus dans l'urine (pyurie)
Presenza di pus nello sputo	Crachat purulent
Preservativo (profilattico, condom)	Préservatif
Pressione venosa centrale	Pression veineuse centrale
Prima settimana	Première semaine
Primipara	Primigeste
Primo	Premier
Primo flusso mestruale (menarca)	Première période de menstruations (ménarche)
Primo mese	Premier mois
Primo soccorso	Premiers secours
Primo trimestre	Premier trimestre
Procedura di chirurgia plastica del seno (mastoplastica)	Opération de chirurgie esthétique des seins (mammoplastie)
Procedura di chirurgia plastica dell'addome (addominoplastica)	Opération de chirurgie esthétique de la paroi abdominale (abdominoplastie)
Proclamazione del tempo della morte	Détermination de l'heure de la mort
Procreazione assistita	Procréation médicalement assistée
Produzione di pochi spermatozoi (oligospermia)	Présence de spermatozoïdes en quantité faible (oligospermie)
Produzione di saliva eccessiva (ipersalivazione)	Sécrétion de la salive excessive
Profilo biofisico fetale	Profil biophysique foetal
Progesterone	Progestérone
Progesterone placentare	Progestérone placentaire
Prolasso del funicolo ombelicale	Prolapsus du cordon ombilical
Prolasso uterino	Prolapsus de l'utérus
Prolattina	Prolactine
Prostata	Prostate
Proteggi materasso cerato	Protège-matelas
Proteina	Protéine
Proteine nelle urine	Protéines dans les urines
Proteinuria	Protéinurie (excès de protéines dans l'urine)
Protese mammaria	Implant mammaire

Prova della benzidina	Analyse fécale de benzidine
Prova di Weber	Test de Weber
Provetta	Tube à essai
Prurito (pizzicore)	Prurit
Psichiatria	Psychiatrie
Psicologo	Psychologue
Psiconevrosi (nevrosi)	Psychonévrose
Psicopatia	Psychopathie
Psicosi	Psychose
Psicosi maniaco-depressiva	Trouble bipolaire (psychose maniaco-dépressive)
Psicosi post-partum	Psychose puerpérale
Psicostimulanti	Psychostimulant
Pube (osso pubico)	Os pubien
Pubertà precoce (pubertà prematura)	Puberté précoce
Pubertà tardiva	Puberté tardive
Puerperio	Post-partum
Pulitura dei denti	Vernis à dents
Punteggio del coma di Glasgow	Échelle de Glasgow
Puntura di zanzara infetta	Piqûre de moustique infecté
Puntura lombare (rachicentesi)	Ponction lombaire (rachicentèse)
Puntura suboccipitale	Ponction sous-occipitale
Pupilla	Pupille
Pupille costrette	Pupilles diminuées
Pupille dilatate	Pupilles dilatées
Purgante (purga)	Purgatif
Purificazione	Purification
Pus	Pus
Pustola	Pustule
Quaranta	Quarante
Quarantaduesima settimana	Quarante-deuxième semaine
Quarantaduesimo	Quarante-deuxième
Quarantena	Quarantaine
Quarantesima settimana	Quarantième semaine
Quarantesimo	Quarantième
Quarantunesima settimana	Quarante-et-unième semaine
Quarantunesimo	Quarante-et-unième
Quarta settimana	Quatrième semaine
Quarto	Quatrième
Quarto mese	Quatrième mois
Quattordicesima settimana	Quatorzième semaine
Quattordicesimo	Quatorzième
Quattordici	Quatorze
Quattro	Quatre
Quattro gemelli	Quadruplés
Quattrocento	Quatre cents
Quindicesima settimana	Quinzième semaine
Quindicesimo	Quinzième
Quindici	Quinze
Quinta settimana	Cinquième semaine
Quinto	Cinquième
Quinto mese	Cinquième mois
Rabbia	Rage
Radiazione	Radiation
Radice del dente	Racine dentaire
Radio	Radius
Radiografia	Radiographie
Radiografia del torace	Radiographie de thorax
Radiografia della colonna vertebrale	Radiographie de la colonne vertébrale
Radiografia dentale	Radiographie dentaire
Radiografia gastroduodenale con pasto baritato	Radiographie de l'abdomen en bouillie de sulfate de baryum
Radiografia ossea	Radiographie des os
Radiologia	Radiographie
Rame	Cuivre
Raschiamento (curetage)	Curetage
Raucedine	Enrouement
Remissione	Rémission
Rene	Rein
Reparto di malattie infettive	Salle maladies infectieuses
Repellente antizanzare	Répulsif antimoustiques
Resezione transuretrale della prostata	Résection transurétrale de la prostate
Respiratore	Appareil respiratoire
Respirazione	Respiration
Respirazione artificiale	Ventilation artificielle
Respirazione difficoltosa	Difficulté de respiration
Respirazione superficiale	Respiration superficielle
Respiro di Cheyne-Stokes	Respiration Cheynes-Stokes
Rètina	Rétine
Retinopatia diabetica	Rétinopathie diabétique
Retroflessione uterina	Utérus rétroversé
Rettale	Rectal
Rettoscopia	Rectoscopie
Riabilitazione	Réhabilitation
Rianimazione	Réanimation
Ricevente di trapianto	Receveur de greffe
Ridotta mobilità articolare	Mobilité atriculaire limitée
Riduzione della forza muscolare (astenia)	Affaiblissement de l'organisme (asthénie)

Riduzione della frequenza cardiaca (bradicardia) Rythme cardiaque bas (bradycardie)

Riduzione della frequenza respiratoria (bradipnea) Respiration ralentie (bradypnée)

Riflesso patellare Réflexe rotulien

Rifrattometria Réfractométrie

Rifugiato Réfugié

Rigidità Raideur

Rigidità dell'articolazione Raideur articulaire

Rigidità nucale Raideur de nuque (raideur méningée)

Riposo a letto Repos au lit

Ripugnanza al cibo Aversion pour la nourriture

Risalita di alimenti dallo stomaco alla bocca (rigurgito) Retour à la bouche du contenu de l'estomac (régurgitation)

Rischio teratogenico Facteurs de risque de la grossesse

Risonanza magnetica funzionale Imagerie par résonance magnétique fonctionnelle (IRMf)

Ritardo mentale Retard mental (handicap mental)

Ritenzione urinaria Rétention d'urine

Ronzio auricolare (acufene, tinnito) Acouphène

Rose Waaler test Réaction de Waaler Rose

Rosolia Rubéole

Rottami Débris

Rottura Rupture

Rottura delle membrane Rupture des membranes

Rottura di aneurisma Rupture d'anévrisme

Rottura precoce delle membrane Rupture prématurée des membranes

Rotula (patella) Rotule (patella)

Ruga Ride

Rumore durante la respirazione (stridore) Bruit anormal émis lors de la respiration (stridor)

Sacco dell'ernia Sac herniaire

Sala d'aspetto Salle d'attente

Sala da pranzo (cenàcolo) Salle à manger

Sala operatoria Bloc opératoire

Sala parto Salle d'accouchement

Salicilato Salicylate

Saliva Salive

Salvatore Sauveur

Sanare (guarire, recuperare) Se remettre (se guérir)

Sangue Sang

Sangue al liquido cerebrospinale Sang dans le liquide cérébro-spinal

Sangue nelle feci (ematochezia) Sang dans les selles (hématochézie)

Sangue nello sputo (emottisi) Sang dans l'expectoration (hémoptysie)

Sapone Savon

Sbadiglio Bâillement

Sbavando (ptialismo, scialorrea) Hypersialorrhée (ptyalisme)

Scabbia (rogna) Gale (mal de Sainte-Marie)

Scalpello Scalpel

Scarsa secrezione salivare (xerostomia) Sècheresse de la bouche (xèrostomie)

Scheletro Squelette

Scheletro della bocca Mâchoire

Schiavina Couverture

Schiena (dorso) Dos

Schiena alto Parti supérieur du dos

Schiuma (spuma) Mousse

Schiuma anticoncezionale Mousse contraceptive

Schizofrenia Schizophrénie

Sciacquare Rincer

Sciacquatra (risciacquatura) Rinçage

Sciatica Sciatique

Scintigrafia epatobiliare con tecnezio -99m Scintigraphie hépato-biliaire au Technétium 99m

Scintigrafia ossea Scintigraphie osseuse

Scintigrafia polmonare Scintigraphie pulmonaire

Scintigrafia renale Scintigraphie rénale

Scintigrafia splenica con tecnezio -99m Scintigraphie splénique au Technétium 99m

Scintigrafia tiroidea Scintigraphie thyroïdienne

Sciroppo Sirop

Sclera Sclère

Scoliosi Scoliose

Scorbuto Scorbut

Scossa muscolare (fasciciolazione) Fasciculation musculaire

Sebo Sébum

Secchia Cuvette

Seconda settimana Deuxième semaine

Secondo Deuxième

Secondo Seconde

Secondo mese Deuxième mois

Secondo trimestre Deuxèmetrimestre

Sedativo (calmante) Sédatif

Sedia a rotelle (carrozzella)	Fauteuil roulant (charriot, charrette)	**Shock traumatico**	Choc traumatique
Sedia portantina	Chaise d'évacuation	**Shunt**	Pontage (shunt)
Sedicesima settimana	Seizième semaine	**Sialografia (scialografia)**	Sialographie
Sedicesimo	Seizième	**SIDA (sindrome da ImmunoDeficienza Acquisita, AIDS)**	SIDA (syndrome d'immunodéficience acquise)
Sedici	Seize	**Siero**	Sérum
Segnale di allarme	Signal d'alarme	**Sifilide (lue)**	Syphilis (vérole)
Segno del Chadwick (tinta bluastra alla vagina)	Signe de Chadwick	**Sigma (colon sigmoideo)**	Côlon sigmoïde
Sei	Six	**Sigmoidoscopia**	Sigmoïdoscopie
Seicento	Six cents	**Sinapsi (bottone sinaptico)**	Synapse
Seme (sperma)	Sperme	**Sincope**	Syncope
Semenogelasi (antigene prostatico specifico)	Antigène prostatique spécifique	**Sindrome alcolica fetale**	Syndrome d'alcoolisation foetale
Semi-coma	Semi-coma	**Sindrome da aspirazione di meconio**	Syndrome d'aspiration méconiale
Seno	Sinus	**Sindrome da distress respiratorio del neonato (malattia da membrane ialine polmonari)**	Maladie des membranes hyalines (détresse respiratoire néonatale)
Sensazione bruciante	Sensation cuisante	**Sindrome del bambino flaccido**	Syndrome du bébé mou
Sensibilità al dolore (algesia)	Sensibilité à la douleur (algésie)	**Sindrome del grido di gatto**	Maladie du cri du chat (syndrome de Lejeune)
Senso della paura	Sensation de peur	**Sindrome del terzo giorno (baby blues)**	Baby blues
Sepsi	Sepsis	**Sindrome della classe economica**	Thrombose du voyageur
Sepsi puerperale	Septicémie puerpérale	**Sindrome della morte improvvisa del lattante**	Syndrome de mort subite du nourrisson
Sera	Soir	**Sindrome delle apnee nel sonno**	Apnée du sommeil
Serbatoio di ossigeno	Réservoir d'oxygène	**Sindrome di Down (trisomía 21)**	Syndrome de Down (trisomie 21)
Seroalbumina	Albumine dans le sang	**Sindrome di Edwards (trisomía 18)**	Syndrome d'Edwards (trisomie 18)
Servizio di urgenza ed emergenza medica	Aide médicale urgente	**Sindrome di Patau (trisomía 13)**	Syndrome de Patau (trisomie 13)
Sessanta	Soixante	**Sindrome dolorosa**	Syndrome de douleur
Sesta malattia (roseola infantum, esantema subitum)	Roséole (exanthème subit, sixième maladie)	**Sindrome post trombotica**	Syndrome post-thrombotique
Sesta settimana	Sixième semaine	**Sindrome premestruale**	Syndrome prémenstruel (SPM)
Sesto	Sixième	**Sindrome prodromica**	Phase prodromique
Sesto mese	Sixième mois	**Singhiozzo**	Hoquet
Sete	Soif	**Sinistra**	Gauche
Settanta	Soixante-dix	**Sinostosi radio-ulnare**	Synostose radio-ulnaire
Sette	Sept	**sintomo**	Symptôme
Settecento	Sept cents		
Setticemia	Septicémie		
Settima settimana	Septième semaine		
Settimana	Semaine		
Settimo	Septième		
Settimo mese	Septième mois		
Sfintere	Sphincter		
Sfogo (eruzione cutanea)	Rash (eczéma)		
Shock cardiogeno	Choc cardiogénique		
Shock chirurgico	Choc post-opératoire		
Shock endotossico	Choc endotoxique		
Shock ipovolemico	Choc hypovolémique		
Shock neurogeno	Choc neurogénique		
Shock settico	Choc septique		
Shock spinale	Choc spinal		

Sinusite	Douleur des sinus (sinusite)
Siringa per iniezioni	Seringue
Sistema internazionale di unità di misura	Système international d'unités
Sistema nervoso parasimpatico	Système nerveux parasympatique (système vagal)
Sistema nervoso simpatico	Système nerveux orthosympathique (système nerveux sympathique)
Smalto	Émail dentaire
Sodio	Sodium
Soffio cardiaco	Souffle cardiaque
Soffocamento (soffocazione, asfissia)	Suffocation
Soluzione	Solution
Soluzione fisiologica	Solution physiologique
Soluzione per pulizia lenti a contatto	Solution nettoyante pour lentilles
Somatotropina	Hormone de croissance (somatotropine)
Somministrazione dei farmaci	Administration des médicaments
Sonda	Sonde
Sonda gastrica per nutrizione	Sonde d'alimentation
Sonnambulismo	Somnabulisme
Sonnolenza	Somnolence
Soppressione della secrezione di urina	Arrêt de la sécrétion d'urine
Sopracciglio	Sourcils
Sopravvivenza di spermatozoo	Viabilité du sperme
Sordità	Surdité
Sordità parziale	Surdité partielle
SOS richiesta	Appel SOS
Sostanza nutriente (sostanza nutritiva)	Nutriment (élément nutritif)
Sottopeso (grave magrezza)	Malnutrition
Sovradosaggio	Surdose
Sovrascarpe protettive	Sur-chaussures à usage unique
Spalla	Épaule
Spasmo (contrazione involontaria)	Spasme (crampe)
Spasmo di vagina (vaginismo)	Spasme vaginal (vaginisme)
Spasmo facciale	Spasme facial
Spasmo muscolare	Crampe musculaire (spasme)
Spasmolitico	Spasmolytique
Spermatocele (cisti spermatica)	Spermatocèle

Spermatozoo	Spermatozoïde
Spermatozoo	Spermatozoïde
Spermicida	Spermicide
Spermiogramma	Spermogramme
Spina bifida	Spina bifida
Spingere	Pousser
Spirometria (pneumometria)	Spirométrie
Spostamento della palpebra (palpebra calante, blefaroptosi)	Abaissement de la paupière supérieure (blépharoptose)
Spruzzo (vaporizzato)	Spray
Spugna	Éponge
Spugna contraccettiva	Éponge contraceptive
Sputare	Cracher
Sputo schiumoso	Crachat spumeux
Staffa (columella)	Étrier
Stanchezza (fatica, astenia)	Fatigue (affaiblissement)
Stanza da terapia intensiva	Unité de soins intensifs
Starnuto	Éternuement
Stenosi aortica	Sténose valvulaire aortique
Stenosi mitralica	Sténose mitrale
Stenosi pilorica congenita	Sténose congénitale du pylore
Stenosi polmonare	Sténose de la valve pulmonaire
Sterile	Stérile
Sterilità (infecondità)	Infertilité (stérilité)
Sterilizzazione	Stérilisation
Sterno	Sternum
Stetofonendoscopio	Stéthoscope
Stiramento	Déchirure
Stiramento del legamento	Déchirure ligamentaire
Stitichezza (costipazione)	Constipation
Stomaco	Estomac
Strabismo	Strabisme
Strangolamento (strozzamento)	Strangulation (étranglement)
Stupor	Sopor
Stupore	Stupeur
Su	En haut (au-dessus)
Sublinguale	Sublingual
Succo gastrico	Suc gastrique
Succo intestinale	Suc intestinal
Succo pancreatico	Suc pancréatique
Sudorazione (traspirazione)	Sudation
Sudore	Sueur
Sudore notturno	Sueurs nocturnes
Suicidio	Suicide
Sulfamidici (sulfonamidici)	Sulfamidé
Supposta	Suppositoire

Surrene	Glande surrénale
Surrogazione di maternità	Mère porteuse
Suturare la ferita	Suture de la plaie
Suzione	Succion
Tachicardia	Tachycardie
Tagliare (intersecare)	Couper
Taglio cesareo	Césarienne
Talamo	Thalamus
Tallone	Talon
Talloniere e gomitiere antidecubito	Talonnières et coudières
Tampone	Tampon hygiénique
Tarso	Tarse
Tavolo (scrivania)	Table
Tè	Thé
Telencefalo (cervello)	Télencéphale (cerveau)
Temperatura corporea elevata	Élévation de la température du corps
Tempia	Tempe
Tempo	Temps
Tempo di protrombina	Taux de prothrombine
Tempo di tromboplastina parziale	Temps de céphaline activée (TCA)
Tendine	Tendon
Tendinite dell'avambraccio	Tendinite de l'avant-bras
Tensione di parete addominale	Tension de la paroi stomacale
Terapia	Thérapie (traitement curatif)
Terapia intensiva	Soins intensifs
Terapia ormonale sostitutiva	Hormonothérapie de substitution
Terapia semi-intensiva	Soins semi-intensifs
Terapista occupazionale	Ergothérapeute
Termometro	Thermomètre
Terza settimana	Troisième semaine
Terzo	Troisième
Terzo mese	Troisième mois
Terzo trimestre	Troisième trimestre
Tessuto	Tissu
Tessuto adiposo	Tissu adipeux (masse grasse)
Tessuto muscolare liscio	Muscle lisse
Test alfa-fetoproteina	Test d'alpha-foetoprotéine
Test alla fenolsulfonftaleina	Épruve à la phéno-sulfonphtaléine
Test biochimici di sangue	Analyse de biochimie du sang
Test cutaneo per le allergie "prick test"	Test de la piqûre
Test del respiro (urea breath test)	Test respiratoire à l'urée
Test dela bromosulfaleina di funzionalità epatica	Test de la brome-sulfonephtaléine
Test della bilirubina	Diagnostic différentiel pour bilirubine sérique
Test di agglutinazione	Test d'agglutination
Test di captazione tiroidea dello iodio 131	Fixation thyroïdienne de l'iode 131
Test di Coombs indiretto	Réaction de Coombs indirecte
Test di funzionalità epatica	Explorations fonctionnelles hépatiques
Test di gravidanza	Test de grossesse
Test di gravidanza ad uso domiciliare	Test de grossesse
Test di ormoni tiroidei nel sangue	Taux d'hormones thyroïdiennes dans le sang
Test di Papanicolaou (Pap test)	Test PAP
Test orale di tolleranca al glucosio (OGTT, curva da carico orale di glucosio)	Test de tolérance orale au glucose (TTOG)
Test rapido dello streptococco	Test de diagnostic rapide du streptocoque
Testa	Tête
Testicolo	Testicule
Testosterone	Testostérone
Tetano	Tétanos
Tetraciclina	Tétracycline
Tetralogia di Fallot	Tétralogie de Fallot
Tic	Tic
Timo	Thymus
Timpano (membrana timpanica)	Tympan
Timpanocentesi	Tympanocentese
Timpanometria	Tympanométrie
Tintura	Teinture
Tirare su col naso	Renifler
Tireotossicosi	Thyréotoxicose
Tiroide	Thyroïde
Tiroidite di Hashimoto	Thyroïdite de Hashimoto
Tirotropina (ormone tireostimolante)	Thyréostimuline (thyréotropine)
Tiroxina	Thyroxine
Tisana (infuso di erbe)	Tisane
Tomografia	Tomographie

Tomografia ad emissione di positroni	Tomographie par émission de positrons
Tomografia computerizzata (TC)	Tomodensitométrie (TDM)
Tonico (ricostituente)	Tonique
Tonometria	Tonométrie oculaire
Tonsille	Tonsille
Torace	Torse
Torace a imbuto (petto escavato)	Thorax en entonnoir (pectus excavatum)
Toracoscopia	Thoracoscopie
Torcicollo	Torticolis
Torsione del testicolo	Torsion testiculaire
Tosse	Toux
Tosse produttiva	Toux productive
Tosse secca	Toux sèche
Tossicodipendenza (tossicomania)	Toxicomanie
Toxoplasmosi	Toxoplasmose
Trachea	Trachée
Traffico di esseri umani	Trafic d'êtres humains
Tramadolo	Tramadol
Translucenza nucale	Clarté nucale
Trapano (trivella)	Perceuse
Trapianto	Greffe (transplantation)
Trapianto renale	Transplantation rénale
Trasfusione	Transfusion
Trauma	Trauma
Trazione	Traction
Tre	Trois
Trecento	Trois cents
Tredicesima settimana	Treizième semaine
Tredicesimo	Treizième
Tredici	Treize
Tremito (tremore)	Tremblement
Tremore delle mani	Tremblement des mains
Trenta	Trente
Trentacinquesima settimana	Trente-cinquième semaine
Trentacinquesimo	Trente-cinquième
Trentaduesima settimana	Trente-deuxième semaine
Trentaduesimo	Trente-deuxième
Trentanovesima settimana	Trente-neuvième semaine
Trentanovesimo	Trente-neuvième
Trentaquattresima settimana	Trente-quatrième semaine
Trentaquattresimo	Trente-quatrième
Trentaseiesima settimana	Trente-sixième semaine
Trentaseiesimo	Trente-sixième
Trentasettesima settimana	Trente-septième semaine
Trentasettesimo	Trente-septième
Trentatreesima settimana	Trente-troisième semaine
Trentatreesimo	Trente-troisième
Trentesima settimana	Trentième semaine
Trentesimo	Trentième
Trentottesima settimana	Trente-huitième semaine
Trentottesimo	Trente-huitième
Trentunesima settimana	Trente-et-unième semaine
Trentunesimo	Trente-et-unième
Trichomonas vaginalis	Trichomonas vaginalis
Trigliceride	Triglycéride
Triiodotironina	Triiodothyronine
Trimestre	Trimestre
Trisomía	Trisomie
Trombo	Caillot sanguin (thrombus)
Trombocita (piastrina)	Thrombocyte
Tromboembolia	Accident thromboembolique
Tromboflebite	Thrombophlébite
Trombosi	Thrombose
Trombosi venosa	Thrombose veineuse
Tronco	Tronc
Tronco encefalico	Tronc cérébral
Tubo d'aspirazione	Cathéter à succion
Tubo di drenaggio	Drain
Tubo endotracheale	Sonde d'intubation endotrachéale
Tumore	Tumeur
Tumore benigno	Tumeur bénigne
Tumore del sacco vitellino	Tumeur du sac vitellin
Ufficio del medico	Bureau du médecin
Ulcera (ulcerazione)	Ulcère
Ulcera gastrica	Ulcère de l'estomac
Ulcera varicosa	Ulcère veineux
Ultimo periodo mestruale	Dernièr période menstruelle
Ultrasuono ad alta intensità focalizzato	Ultrasons focalisés de haute intensité
Un miliardo	Milliard
Un milione	Million
Undicesima settimana	Onzième semaine
Undicesimo	Onzième
Undici	Onze
Unghia	Ongle
Unghia incarnita (onicocriptosi)	Ongle incarné (onychocryptose)
Uno	Un
Uovo	Ovule
Uragano	Ouragan
Urea	Urée (carbamide)

Urea clearance (clearance dell'urea)	Épruve d'élimination de l'urée sanguine
Uremia (accumulo nel sangue di sostanze azotate a causa dell'insufficienza renale)	Urémie (le taux de l'urée dans le sang)
Uretere	Uretère
Ureteroscopia	Urétéroscopie
Uretra	Urètre
Uretrografia	Urétrographie
Urina	Urine
Urina di colore rosso	Urine rouge
Urina marrone	Urine marron
Urinazione	Miction
Urinazione frequente (pollachiuria)	Miction fréquente
Urinazione notturna (nicturia)	Excrétion urinaire à prédominance nocturne (nycturie)
Urine torbide	Urine opaque
Urinocoltura	Uroculture
Urobilinogeno nelle urine	Urobilinogène dans les urines
Urografia	Urographie
Urografia intravenosa (pielografia intravenosa)	Urographie intra-veineuse
Uso del gabinetto	Aller aux toilettes
Ustione	Brûlure
Ustione da corrente elettrica	Brûlure électrique
Utero	Utérus
Vaccinazione (inoculazione)	Vaccination (inoculation)
Vaccino	Vaccin
Vagina	Vagin
Valvola	Valve
Valvola cardiaca	Valve cardiaque
Valvola mitrale (valvola bicuspide)	Valve mitrale (valve bicuspide)
Valvola semilunare aortica	Valve aortique
Valvola tricuspide	Valve tricuspide
Vampata di calore	Bouffée de chaleur
Varicella	Varicelle
Varici degli arti inferiori	Varices des membres inférieurs
Varicosi (varici, malattia varicosa)	Varices
Vasectomia	Ligature des canaux déférents des testicules (vasectomie)
Vaso da notte (pitale)	Pot de chambre
Vaso linfatico	Vaisseau lymphatique
Vaso sanguigno	Vaisseau sanguin
Vaso sanitario	Toilette (cabinet)
Vasodilatatore	Vasodilatateur
Veleno	Poison
Velocità di eritro-edimentazione	Vitesse de sédimentation
Vena	Veine
Vena cava inferiore	Veine cave inférieure
Vena cava superiore	Veine cave supérieure
Vena porta	Veine porte
Ventesima settimana	Vingtième semaine
Ventesimo	Vingtième
Venti	Vingt
Venticinquesima settimana	Vingt-cinquième semaine
Venticinquesimo	Vingt-cinquième
Ventidue	Vingt-deux
Ventiduesima settimana	Vingt-deuxième semaine
Ventiduesimo	Vingt-deuxième
Ventinovesima settimana	Vingt-neuvième semaine
Ventinovesimo	Vingt-neuvième
Ventiquattresima settimana	Vingt-quatrième semaine
Ventiquattresimo	Vingt-quatrième
Ventiseiesima settimana	Vingt-sixième semaine
Ventiseiesimo	Vingt-sixième
Ventisettesima settimana	Vingt-septième semaine
Ventisettesimo	Vingt-septième
Ventitreesima settimana	Vingt-troisième semaine
Ventitreesimo	Vingt-troisième
Ventottesima settimana	Vingt-huitième semaine
Ventottesimo	Vingt-huitième
Ventricolo	Ventricule
Ventricolo cardiaco	Ventricule cardiaque
Ventricolo cerebrale	Ventricule cérébral
Ventricolografia	Ventriculographie
Ventunesima settimana	Vingt-et-unième semaine
Ventunesimo	Vingt-et-unième
Ventuno	Vingt et un
Venula	Veinule (vénule)
Verruca	Verrue
Vertebra	Vertèbre
Vertebra coccigea	Vertèbre coccygienne
Vertebra lombare	Vertèbre lombale
Vertebra sacrale	Vertèbre sacrale
Vertebra toracica	Vertèbre thoracique
Vertice della testa	Vertex
Vescica urinaria	Vessie

Vescichetta (bolla)	Phlyctène (ampoule, cloque)
Vescicola seminale	Vésicule séminale (glande vésiculeuse)
Vestibolo	Vestibule
Viagra (citrato di sildenafil)	Viagra (citrate de sildénafil)
Villi coriali	Villosités choriales
Villo intestinale	Villosité intestinale
Villocentesi	Choriocentèse
Violenza sessuale	Viol
Virus	Virus
Visione doppia (diplopia)	Vision double (diplopie)
Visita	Visite
Viso	Visage
Vitamina	Vitamine
Vitamina A (retinolo)	Vitamine A (rétinol)
Vitamina B1 (tiamina)	Vitamine B1 (thiamine)
Vitamina B10 (vitamina R)	Vitamine B10 (vitamine R)
Vitamina B11 (vitamina S)	Vitamine B11 (carnitine)
Vitamina B12 (cobalamina)	Vitamine B12 (cobalamine)
Vitamina B2 (riboflavina)	Vitamine B2 (riboflavine)
Vitamina B3 (niacina, vitamina PP)	Vitamine B3 (nicotinamide, PP)
Vitamina B4 (adenina)	Vitamine B4 (adénine)
Vitamina B5 (acido pantotenico, vitamina W)	Vitamine B5 (acide pantothénique)
Vitamina B6 (piridossina)	Vitamine B6 (pyridoxine)
Vitamina B7 (inositolo)	Vitamine B7 (inositol)
Vitamina B8 (biotina)	Vitamine B8 (biotine)
Vitamina B9 (acido folico)	Vitamine B9 (acide folique)
Vitamina C (acido L-ascorbico)	Vitamine C (acide ascorbique)
Vitamina D2 (ergocalciferolo)	Vitamine D2 (ergocalciférol)
Vitamina D3 (colecalciferolo)	Vitamine D3 (cholécalciférol)
Vitamina D4 (dii-rorgocalciferolo)	Vitamine D4
Vitamina D5 (sitocalciferolo)	Vitamine D5 (sitocalciférol)
Vitamina E (tocoferolo)	Vitamine E (tocophérol)
Vitamina F (acido linoleico)	Vitamine F (acide linoléique)
Vitamina J (colina)	Vitamine J (choline)
Vitamina K (fillochinone)	Vitamine K (phylloquinone)
Vitamina L1 (acido antranilico)	Vitamine L1 (acide anthranilique)
Vitamina P (flavonoidi)	Vitamine P (flavonoïde)
Vitiligine	Vitiligo
Vittima	Victime
Voglia (neo, nevo)	Grain de beauté (naevus)
Volume urinario residuo	Volume urinaire résiduel
Volvolo	Volvulus
Vomere	Vomer
Vomito (emetismo)	Vomissement
Vomito senza nausea (vomito a getto, vomito cerebrale)	Vomissement en fusée sans effort
Vulva	Vulve
Zero	Zéro
Zinco	Zinc
Zinco pasta	Pommade à l'oxyde de zinc
Zolfo	Soufre
Zoonosi	Zoonose
Zoppicamento	Boitillement
Zoonose	Zoonosis

ABOUT THE AUTHOR

Edita Ciglenečki is medical translator with Academic degrees in Biomedical Sciences and Public Health Sciences. Besides Croatian, being her mother tongue, she is a holder of international diplomas in English, French and Italian language. For many years she worked as a medical professional inside the travel industry. This dictionary is the product of her own working experience built on her passion for travelling, medicine and language skills.

www.ingramcontent.com/pod-product-compliance
Lightning Source LLC
La Vergne TN
LVHW011715230826
846091LV00015BA/4166

* 9 7 8 1 9 8 4 1 4 1 4 7 7 *